MARAGE

DOCTEUR EN MÉDECINE
DOCTEUR ÈS SCIENCES

—

TRAITEMENT MÉDICAL

DES

VÉGÉTATIONS ADÉNOÏDES

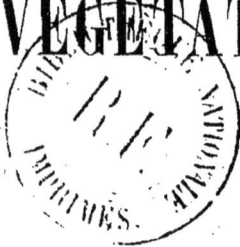

—

PARIS

G. MASSON, ÉDITEUR

LIBRAIRE DE L'ACADÉMIE DE MÉDECINE
120, Boulevard Saint-Germain.

—

1895

TRAITEMENT MÉDICAL

DES

VÉGÉTATIONS ADÉNOÏDES

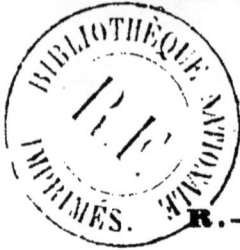

PAR

R.-M. MARAGE

Docteur en médecine, Docteur ès sciences, Lauréat de la Faculté de médecine de Paris
Membre de la Société de laryngologie de Paris
Membre de la Société française de Physique
Membre de la Société de Chimie
Médecin spécialiste de l'École Sainte-Geneviève (rue des Postes)
et du Couvent des Oiseaux.

ÉD. CRÉTÉ

IMPRIMERIE TYPOGRAPHIQUE

CORBEIL (S.-&-O.)

Les « intellectuels » et en particulier les mé-
decins, sont gens fort occupés ; c'est pourquoi,
pour leur épargner la peine de chercher, à la fin,
les conclusions de ce travail, nous mettons le
résumé au commencement.

TABLE

—

TRAITEMENT MÉDICAL

DES

VÉGÉTATIONS ADÉNOÏDES

RÉSUMÉ

LU A L'ACADÉMIE DE MÉDECINE LE 2 AVRIL 1895.

§ 1.

L'opération des végétations adénoïdes, quel que soit l'instrument employé, n'est pas sans danger; des accidents mortels ont été signalés par Sandfort, Mayo-Collier, Lennox Brown; de plus il se produit une hémorrhagie, souvent abondante, quelquefois inquiétante.

Dans certains cas, malgré des symptômes alarmants, l'opération doit être ajournée, soit à cause d'une maladie concomitante, soit à cause de l'hémophilie, ou par suite de la pusillanimité des parents et des malades.

Ces raisons m'ont conduit à chercher une méthode curative, médicale et sans danger.

Les résultats obtenus ont été assez satisfaisants pour me permettre au mois de juin 1891 de déposer à l'Académie de Médecine un pli cacheté, contenant la description de cette nouvelle Méthode.

A cette époque, on pouvait me faire deux objections d'une grande valeur : d'abord mes observations n'étaient pas assez nombreuses, ensuite les malades n'étaient pas guéris depuis un temps assez long pour qu'une rechute ne fût pas possible.

C'est pour cela que j'ai attendu quatre années afin d'avoir des résultats certains ; de plus, j'ai prié plusieurs confrères d'expérimenter ce traitement, et je puis apporter aujourd'hui cinquante-quatre observations *personnelles*.

Tous les malades ont été guéris, et il n'y a pas eu de récidive.

Voici la méthode que j'emploie ; elle est très simple, et tout praticien peut l'expérimenter lui-même :

Je me sers d'une solution aqueuse à 100 p. 100 de résorcine (métadihydroxybenzine) ; du coton hydrophile, monté sur un porte-caustique de courbure convenable, est imbibé de cette solution, et je vais toucher les végétations en passant derrière le voile du palais ; ou bien je fais rétracter les cornets avec une solution de cocaïne, et je suis la voie nasale pour pénétrer dans le pharynx : les parties touchées se recouvrent d'une couche blanchâtre.

La douleur est nulle, et dès la deuxième séance, l'enfant se laisse traiter sans protestation ; la réaction inflammatoire n'existe pas ; le malade peut manger ou boire immédiatement après, et il n'y a pas de précautions spéciales à prendre.

En six à dix séances au plus, faites tous les deux ou trois jours, les symptômes disparaissent, et le malade est complètement guéri.

J'ai noté souvent, à la quatrième ou cinquième fois,

l'apparition d'une sorte de pharyngite catarrhale, qui n'est que tout à fait passagère.

Cette méthode, exempte de tout danger, me semble donc devoir rendre de grands services, soit lorsque le médecin ne veut pas faire l'opération, soit lorsque celle-ci est impossible ou dangereuse; de plus elle est applicable quelque jeune que soit l'enfant.

§ 2. — ANATOMIE NORMALE ET PATHOLOGIQUE.

Le pharynx présente un véritable anneau de tissu lymphoïde, dont le plan vertical passerait par les amygdales palatines.

Cet anneau part en haut de l'amygdale pharyngée, se continue par des follicules clos qui se trouvent au niveau de l'orifice de la trompe d'Eustache et arrive à l'amygdale palatine pour se terminer au niveau de la base de la langue par des glandes folliculaires nombreuses qui constituent l'amygdale linguale (fig. 1).

Ces quatre amygdales, les deux palatines situées aux extrémités du diamètre horizontal de l'anneau lymphatique, la pharyngienne et la linguale situées aux extrémités du diamètre vertical, ne sont pas complètement séparées les unes des autres : l'amygdale pharyngée se réunit aux deux amygdales palatines par des follicules clos qui se trouvent au niveau de la trompe d'Eustache, et constituent l'amygdale tubaire; c'est cette dernière qui, hypertrophiée, donne les troubles si graves de l'ouïe et peut produire la surdi-mutité.

Généralement chez les adultes cet anneau est peu développé, sauf dans son diamètre horizontal, au niveau des amygdales palatines, mais il n'en est pas de même chez les enfants ; chez ces petits malades l'anneau est souvent complet, très hypertrophié, et l'on a l'affection que l'on appelle les végétations adénoïdes.

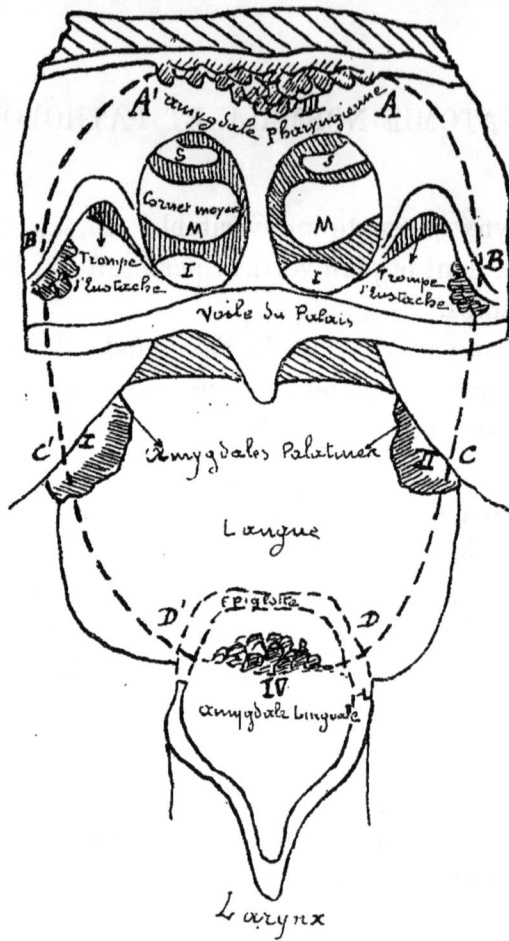

Anatomie normale (figure schématique).

Fig. 1. — Coupe passant par un plan vertical de droite à gauche et rencontrant les deux amygdales palatines C et C', on y voit l'anneau lymphoïde ABCD, A'B'C'D'. Au-dessus du voile du palais les deux orifices des fosses nasales (cornets supérieur, moyen et inférieur). Au-dessous la langue et le larynx.

On comprend donc pourquoi cette maladie accompagne le plus souvent l'hypertrophie des amygdales ; puisque, somme toute, c'est une même lésion qui se produit dans des points similaires.

A l'état pathologique, l'orifice des fosses nasales peut se trouver complètement oblitéré par l'hypertrophie de l'amygdale pharyngienne ; l'air ne peut plus passer par le nez, la muqueuse des cornets supérieur, moyen et inférieur s'hypertrophie, et le malade présente des troubles de la respiration ; il respire par la bouche et ronfle la nuit : de plus l'orifice de la trompe d'Eustache se trouve bouché par l'amygdale tubaire, c'est-à-dire par des végétations développées au niveau de l'orifice de la trompe ; le malade devient sourd, surtout lorsque le temps est humide, et si ces lésions sont plus étendues, il présente des écoulements par les oreilles ; tous ces symptômes seront étudiés plus loin, mais l'anatomie nous permet déjà de les prévoir.

On ne saurait nier que ces six amygdales ne soient identiques, car leur constitution histologique est absolument la même, qu'elles soient à l'état normal ou qu'elles se trouvent à l'état pathologique ; c'est ce que nous allons prouver dans l'étude qui va suivre.

Nous allons démontrer que la lésion ne varie pas, en étudiant successivement l'histologie normale et l'histologie pathologique des amygdales palatines et pharyngienne.

§ 3. — HISTOLOGIE NORMALE ET PATHOLOGIQUE.

1° Histologie normale. — Les amygdales sont constituées par du tissu conjonctif réticulé et des follicules lymphatiques. Elles sont recouvertes par la muqueuse du pharynx qui s'enfonce dans ces dépressions infundibuliformes, ou cryptes, s'ouvrant à leur surface et pénétrant profondément dans leur tissu.

La muqueuse est recouverte d'un épithélium pavimenteux stratifié, et, comme la muqueuse buccale, elle possède des papilles vasculaires : au-dessous d'elle se trouve un tissu réticulé parsemé de follicules clos. Dans son ensemble l'organe est limité à sa partie profonde par une capsule fibreuse dans laquelle se trouvent les acini de glandes en grappes et de gros troncs lymphatiques.

Telle est l'histologie normale de l'amygdale palatine, d'après Ranvier.

Kœlliker, Luschka et Frey étudièrent successivement l'amygdale pharyngée, et reconnurent que sa structure était identique à celle des tonsilles pharyngiennes. En effet les glandes folliculeuses, qui se rencontrent à la voûte du pharynx, sont simples ou composées comme les amygdales : la muqueuse adhère fortement aux os du crâne, et il existe constamment une couche glandulaire, ayant jusqu'à 9 millimètres d'épaisseur, étendue d'un orifice tubaire à l'autre, et dont la structure ne diffère

en rien de celle des tonsilles ; les glandes y sont seulement plus petites ; chez les enfants elles sont le plus
souvent hypertrophiées comme les tonsilles.

Si l'on fait une coupe, on trouve de l'extérieur à l'inté-
rieur : 1° un épithélium cylindrique à cils vibratils ; 2° une
couche de cellules plus ou moins comprimées ; 3° le tissu
adénoïde à reticulum très fin ; 4° du tissu conjonctif
d'autant plus abondant que l'individu est plus âgé.

2° **Histologie pathologique**. — *Amygdale palatine
hypertrophiée* (Ranvier). — Les cryptes sont réduites à de
simples fentes dont les parois sont en contact ; les follicules
sont visibles à l'œil nu ; leur centre est un peu jaunâtre,
ce qui les fait ressembler aux ganglions lymphatiques
hypertrophiés de la scrofule ; des bandes assez épaisses
de tissu fibreux séparent les follicules. Le réseau papil-
laire du chorion est moins développé qu'à l'état normal ;
il semble que la muqueuse soit tendue sous l'influence
de l'hypertrophie du tissu sous-jacent. Les follicules
lymphatiques sont notablement altérés, sans cependant
présenter des cellules géantes, comme on en rencontre
dans les ganglions strumeux.

Amygdale pharyngienne hypertrophiée. — Les lésions
sont absolument identiques, de telle sorte que la plupart
du temps un histologiste, à la seule inspection des cou-
pes, ne pourra pas distinguer ce qui appartient à la
région palatine ou à la région pharyngienne. En effet,
dans une coupe de végétation adénoïde, nous trouvons
en allant de la surface à la profondeur :

a. Une couche d'épithélium pavimenteux dont les cellules sont cornées sur une assez grande profondeur.

b. Une couche composée de masses arrondies volumineuses, répondant aux follicules lymphatiques ;

on y trouve des orifices vasculaires gorgés de sang.

Ces follicules sont formés par des accumulations d'innombrables cellules arrondies et volumineuses libres entre elles. Entre certains follicules apparaissent des traînées épithéliales dépendant des canaux excréteurs.

c. Plus loin on rencontre des amas de glandes en grappe, dont les éléments ont subi un commencement de dégénérescence muqueuse.

En résumé, l'anatomie nous permet d'identifier absolument le tissu lymphoïde qui forme l'anneau pharyngien, soit que l'on ait affaire à un cas normal, soit que l'on se trouve en présence d'un cas pathologique.

§ 4. — BUT DE LA MÉTHODE.

Les malades atteints de tumeurs adénoïdes peuvent se diviser en trois classes :

1. Ceux qui ont des tumeurs très volumineuses; ils présentent généralement des complications très sérieuses soit du côté de la respiration, soit du côté de l'audition; ceux-là doivent être traités sans retard; l'ablation a rendu et rendra encore de grands services, quel que soit l'instrument employé.

Cependant dans les cas où l'opération est contre-indiquée ou impossible, le traitement à la résorcine donne les mêmes résultats que l'intervention chirurgicale.

2. Dans la deuxième classe nous rangerons les malades chez lesquels, avec des végétations volumineuses, nous trouvons un arrêt du développement, une surdité plus ou mois persistante, et une inaptitude au travail plus ou moins complète; ceux-là peuvent être opérés, mais ils guérissent très bien par le traitement médical.

3. Enfin la troisième classe comprend les malades qui, avec des végétations peu développées, présentent en

général les seuls symptômes suivants : surdité intermittente, bouche entr'ouverte, ronflements nocturnes ; on peut alors soit se contenter de surveiller le malade pour parer aux complications possibles, soit employer la résorcine qui fait disparaître tous les symptômes en six à huit séances.

En résumé, *et nous insistons absolument sur ce point*, nous ne disons pas : on ne doit plus opérer les végétations adénoïdes ; mais nous disons et nous prouvons que dans beaucoup de cas on peut guérir le malade par le traitement médical.

§ 5. — DESCRIPTION DE LA MÉTHODE.

La méthode que j'emploie est très simple, et tout praticien peut l'expérimenter lui-même.

Je me sers d'une solution aqueuse à 100 p. 100 de résorcine (1) ; du coton hydrophile, monté sur un porte-

(1) *La résorcine appartient à la série aromatique ; tous les corps qui en font partie dérivent de la benzine par substitution et tous peuvent la régénérer.*

On a divisé ces substances en plusieurs groupes suivant qu'une ou plusieurs molécules de benzine concourent à leur formation.

Il existe une série de dérivés monosubstitués de la benzine et trois séries isomériques de produits bisubstitués: on les a désignées sous les noms de série ortho, méta et para.

La résorcine appartient à la série méta.

On part de la dinitrobenzine que l'on prend comme premier terme et qui s'appelle métadinitrobenzine; elle engendre les dérivés au moyen de réactions identiques à celles des autres séries.

La résorcine est la métadihydroxybenzine : elle se forme aux dépens du métamidophénol en vertu d'une réaction semblable à celle qui fournit l'hydroquinone (employé en photographie) en partant du paramidophénol.

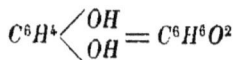

$$C^6H^4 \Big\langle \begin{matrix} OH \\ OH \end{matrix} = C^6H^6O^2$$

Pour fixer les deux groupes de OH, Wurster et Nölting ont transformé successivement la benzine métabromonitrée en métabromaniline, nitrate de métabromodiazobenzol et métabromophénol, qu'ils ont fondu ensuite avec de la potasse.

C'est un corps solide, blanc, cristallisant dans la forme orthorhombique, fondant à 110° et entrant en ébullition à 270°; très soluble dans l'eau qui à 0° en dissout 86 parties et 147 à 12° ; soluble

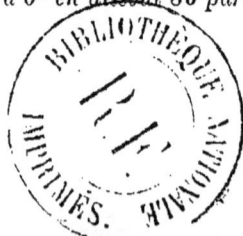

caustique de courbure convenable (fig. 2), est imbibé de cette solution, et je vais toucher les végétations en passant derrière le voile du palais ; ou bien je fais rétracter les cornets avec une solution de cocaïne, et je suis la voie nasale pour pénétrer dans le pharynx en me servant du porte-caustique de la figure 3 : les parties touchées se recouvrent d'une couche blanchâtre.

La douleur est nulle, et dès la deuxième séance, l'enfant se laisse traiter sans protestation : la réaction inflammatoire n'existe pas ; le malade peut manger ou boire immédiatement après, et il n'y a aucune précaution à prendre.

En six à dix séances au plus, faites tous les deux ou trois jours, les symptômes disparaissent et le malade est complètement guéri.

J'ai noté souvent, à la quatrième ou cinquième fois, l'apparition d'une sorte de pharyngite catarrhale qui n'est que tout à fait passagère.

également dans l'alcool et dans l'éther ; insoluble dans le chloroforme.

Elle se colore peu à peu au contact de la lumière.

C'est un antiseptique excellent, sans odeur et bien moins caustique que l'acide phénique ; la solution à 4 p. 100 peut servir de gargarisme ; la solution à 100 pour 100 dont nous nous servons est un astringent énergique.

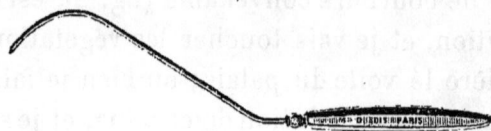

Fig. 2 (1/4).

Porte-caustique pour passer derrière le voile du palais.

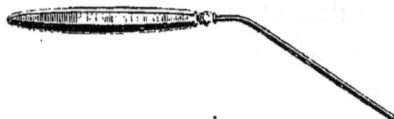

Fig. 3 (1/4).

Porte-caustique, à l'extrémité duquel on enroule le coton hydrophile.

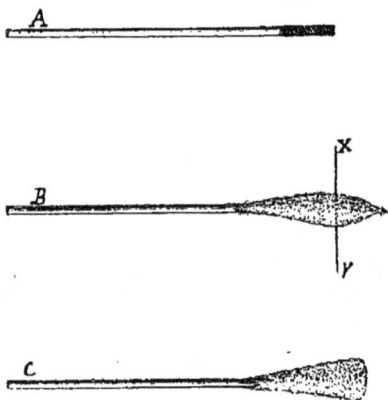

Fig. 4 (1/2).

Extrémité du porte-caustique : A, montrant le pas de vis; B, muni de coton hydrophile ; C, le coton hydrophile est coupé suivant XY.

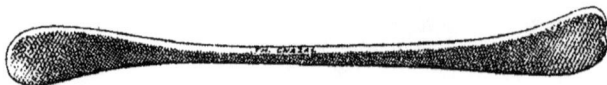

Fig. 5 (1/2).

Abaisse-langue pour enfant jusqu'à trois ans.

§ 6. — RECOMMANDATIONS..

1° Bien fixer le coton hydrophile et le couper comme il est indiqué dans la figure 4.

2° Avoir une solution fraîche de résorcine, parce que ce corps, comme tous les dérivés de la benzine, se décompose à la lumière ; le plus simple est d'avoir un tube de 3 grammes à peu près, et de le remplir de résorcine, puis d'eau : la dissolution se fait immédiatement.

3° Imbiber le coton et le presser contre les parois du verre, de manière qu'il n'y en ait pas en excès.

4° Passer derrière le voile du palais, et aller toucher les végétations adénoïdes sans employer aucune force ; il n'y a pas de douleur provoquée.

5° Si on préfère la voie nasale, faire d'abord rétracter les cornets avec une solution de cocaïne au trentième.

6° Si l'enfant est très jeune, on peut employer une solution moins concentrée :

> Résorcine...................... 10 grammes.
> Eau distillée.................... 15 grammes.

7° Aussitôt que la pharyngite catarrhale apparaît, il faut se contenter d'enlever les mucosités qui sont souvent très adhérentes, et attendre deux ou trois jours ; souvent la guérison est complète à ce moment.

8° La résorcine que j'emploie est chimiquement pure, je n'ai jamais eu ni accidents ni incidents ; si l'on avait quelque crainte, on pourrait commencer par une solution à 50 p. 100.

§ 7. — RÉSUMÉ DES SYMPTOMES.

REMARQUE. — Les malades présentent tous à peu près les mêmes symptômes : il est donc inutile de les énumérer pour chacun d'eux : c'est pourquoi nous allons les résumer en quelques lignes.

L'hypertrophie des amygdales palatines, pharyngée et linguale, se rencontre à tous les âges de la vie ; si elle semble moins fréquente chez les adultes, cela tient à deux causes : 1° le pharynx est plus développé, sa cavité plus grande, une hypertrophie du tissu des parois a donc moins d'importance ; 2° ou les malades ont été traités pendant leur enfance, ou, les lésions étaient peu dangereuses et les symptômes non inquiétants, l'affection a été négligée ; c'est donc de quatre à seize ans que se présentent le plus souvent les troubles dont nous allons nous occuper, et bien que *les adultes n'en soient pas exempts*, nous aurons surtout en vue les enfants et les jeunes gens.

Troubles fonctionnels. — 1° *Troubles du développement ; 2° de la respiration ; 3° du système nerveux.* — Ce qui frappe uniquement les parents, ce sont les signes fonctionnels, aussi me semble-t-il logique de les placer en premier lieu, car ce sont les premiers renseignements qui seront fournis au médecin.

1° *Troubles du développement.* — L'enfant est chétif, petit, maigre, souffreteux, *pas avancé pour son âge*, — souvent les parents ont une santé parfaite et l'enfant reste rabougri : le squelette de la face est déformé, l'ovale de la figure est exagéré, la cloison du nez n'est plus rectiligne, la lèvre supérieure paraît trop courte et le nez trop gros ; le thorax lui-même, mal développé, donne à l'enfant un aspect rachitique.

2° *Respiration*. — Le pharynx est bouché dans sa portion supérieure, les cornets sont hypertrophiés, les amygdales palatines sont souvent énormes, il existe une pharyngite catarrhale ; tout concourt donc à boucher l'orifice de la respiration, et le malade ne respire plus que par la bouche qui reste constamment ouverte. Pendant la nuit, l'enfant ronfle et souvent avec tant de bruit, qu'il est impossible de dormir dans la même chambre ; parfois même il est pris d'accès de suffocation absolument effrayants : ces symptômes ne sauraient nous étonner maintenant que nous connaissons les lésions.

3° *Troubles nerveux*. — Tous les organes des sens sont plus ou moins atteints, car ils sont directement ou indirectement, sinon sous la dépendance, au moins en relation avec le pharynx et les fosses nasales.

L'odorat disparaît, car l'hypertrophie des cornets bouche complètement les fosses nasales, l'ouïe est gravement atteinte au bout d'un certain temps, car l'orifice pharyngien de la trompe d'Eustache est obstrué et souvent même ces lésions s'étendent jusqu'à l'oreille moyenne, l'enfant a des *écoulements d'oreille*. Cette surdité augmente par les temps humides, la voix est morte, car le thorax et par suite le larynx sont mal développés, et les vibrations sonores ne trouvent plus dans la cavité buccale les résonnateurs nécessaires, l'enfant prononce mal, et certaines consonnes sont à peine perceptibles.

Des affections des voies lacrymales coexistent souvent

et disparaissent ǀ avec le traitement des végétations.

Enfin, l'enfant, s'il est en retard au point de vue physique, l'est également au point de vue intellectuel ; comment s'en étonner ? C'est après tout un malade qui n'a goût à rien, ni aux jeux, ni à l'étude, si attrayants qu'ils soient l'un et l'autre ; il est triste et *reste dans son coin*. Et la preuve que tous ces troubles sont sous la dépendance des végétations adénoïdes, c'est que, après deux ou trois cautérisations, la gaieté revient, la surdité disparaît, la respiration se fait plus facilement, la voix prend un timbre nouveau et il est impossible de reconnaître dans l'enfant robuste, intelligent et turbulent le petit malade chétif, paresseux et apathique qui existait quelques mois avant ; il suffit en effet de quelques semaines après la guérison pour modifier complètement la constitution de l'enfant ; on ne le reconnaît plus ; on dirait vraiment qu'il avait des forces à l'état latent, et que ces forces étaient annulées par cette lésion qui semble si bénigne ; la lésion disparue, toutes ses forces agissent pour développer le malade en tout et pour tout.

Tels sont les renseignements que les parents ou les malades eux-mêmes fournissent au médecin ; en présence de ces symptômes, il ne reste plus qu'à contrôler par la vue et le toucher le diagnostic qui est déjà presque certain.

Signes physiques. — a. *Aspect du malade ;* b. *Rhinoscopie antérieure ;* c. *Rhinoscopie postérieure ;* d. *Palpation antérieure et postérieure.*

a. *Aspect du malade.* — Lorsque vous examinez un malade de trois à quinze ans, d'aspect lymphatique, les lèvres un peu grosses, la bouche ouverte, légèrement sourd surtout par les temps humides, ronflant la nuit et ne respirant pas par le nez, il y a quatre-vingt-dix-neuf chances sur cent pour que vous vous trouviez en présence d'une hypertrophie des amygdales palatines et pharyngée ; l'enfant a des végétations adénoïdes. Un médecin habitué à ces affections ne s'y trompe jamais, et les autres signes ne servent que de moyen de contrôle.

b. *Rhinoscopie antérieure*. — Elle ne peut pas se faire directement, car les cornets sont le plus souvent hypertrophiés ; une solution concentrée de cocaïne les fera rétracter suffisamment ; mais cette rétraction n'est que passagère ; aussi cette hypertrophie engendre-t-elle une gêne considérable dans la respiration nasale.

c. *Rhinoscopie postérieure*. — Elle sera souvent difficile pour ne pas dire impossible ; chez les enfants l'espace compris entre le voile du palais et la paroi postérieure du pharynx n'est pas suffisant pour laisser passer les rayons réfléchis par le miroir ; ce n'est donc que chez certains malades qu'il sera possible d'aller voir directement les végétations adénoïdes et diagnostiquer le siège exact de chacune de ces tumeurs : il va sans dire que cette méthode est de beaucoup la plus précise, car pour le médecin la vue est encore le moyen de diagnostic le plus sûr.

d. *Palpation antérieure et postérieure*. — Un stylet garni d'un peu d'ouate à son extrémité est introduit par le nez, jusqu'à la paroi postérieure du pharynx ; la muqueuse ayant été insensibilisée par la cocaïne, le malade ne ressent absolument aucune douleur ; alors le chirurgien se rend très bien compte, avec un peu d'habitude, du siège des végétations, de leur grosseur et de leur consistance ; ce moyen d'exploration est aussi précis que la palpation postérieure, et de plus il a l'avantage énorme de ne pas être désagréable pour le malade.

Pour faire la palpation postérieure on introduit le doigt recourbé derrière le voile du palais de manière à remonter jusqu'à la voûte du pharynx ; on peut, dans ce dernier cas, se contenter d'introduire un stylet deux fois recourbé et aller explorer comme on l'a fait par le nez, l'amygdale pharyngienne.

§ 8. — RÉSUMÉ DES OBSERVATIONS.

1. — Mlle S. H. **(9 mois)**. Suffocations avec accès de toux; la nourrice est obligée, dit-elle, de se lever vingt fois par nuit; les tétées sont très difficiles, le facies de l'enfant est absolument caractéristique; étant jeunes, le frère et la mère de l'enfant ont eu les mêmes accidents. Guérie en sept fois.

2. — Mlle A. **(18 mois)**. L'enfant respire difficilement, ronfle la nuit, reste la bouche ouverte; la mère, habitant les environs de Paris, ne peut amener son enfant que tous les quinze jours; après la troisième séance, le mieux est très marqué et le médecin habituel termine le traitement.

3. — Mlle H. B. **(22 mois)**. Mieux dès la deuxième fois (1).

4. — Mlle E. B. **(2 ans 1/2)**. Elle n'a jamais parlé. Tumeurs adénoïdes très développées; surdité; pas d'écoulement par les oreilles. Le traitement habituel est institué; mieux du côté de l'audition; malheureusement la malade n'a pas pu être suivie.

5. — M. L. D. **(2 ans 1/2)**. En plus des végétations, il y a une hypertrophie considérable des amygdales; les végétations disparaissent et les amygdales diminuent beaucoup de volume.

6. — Mlle S. F. **(3 ans)**. Respiration impossible par le nez, surtout la nuit; guérie après cinq fois.

7. — M. R. B. **(3 ans)**. Rien de particulier; difficulté à respirer, ronflements, bouche presque continuellement entr'ouverte.

8. — M. E. S. **(3 ans)**. Guérie après cinq séances; au mois de

---

(1) *Pour les enfants aussi jeunes nous avons employé une solution moins concentrée: 10 grammes de résorcine pour 15 grammes d'eau.*

juillet 1892, il a une varicelle suivie d'un phlegmon de la jambe droite. Rechute. Il revient le 27 août 1892 ; guéri après trois séances.

9. — M. J. G. (**4 ans**). Pharyngite catarrhale, grosses amygdales, végétations adénoïdes.

10. — M. P. R. (**4 ans 1/2**). Hypertrophie des amygdales ; tumeurs adénoïdes, symptômes habituels.

11. — M. C. G. (**5 ans**). A quatre ans, il a eu une entérite, à quatre ans et demi la coqueluche et la gourme ; ronflement et accès de suffocation pendant la nuit ; écoulement par les oreilles, surdité.
A la quatrième cautérisation, il se produit de la pharyngite catarrhale et à la cinquième, l'enfant ronfle moins et respire par le nez ; à la sixième, il dort bien la bouche fermée, ne ronfle plus, l'appétit est tout à fait revenu ; les oreilles sont guéries.

12. — M. B. (**5 ans**). Rien de particulier ; le traitement et la guérison suivent une marche normale.

13. — M{ile} L. (**5 ans**). Guérie en cinq fois. Les ronflements disparaissent et l'enfant se développe beaucoup dans les trois mois qui suivent la fin du traitement.

14. — M{ile} L. (**5 ans**). Guérie en huit fois ; les végétations ont disparu ; l'enfant grandit beaucoup, mais l'hypertrophie des amygdales subsiste en partie.

15. — M. T. (**5 ans**). Six séances en avril, puis le traitement est interrompu pendant deux mois par suite d'une absence ; il est repris en juillet et l'enfant est guéri en quatre fois. Cette observation prouve que le traitement peut être interrompu sans inconvénient.

16. — M{ile} B. (**5 ans**) (un des premiers cas traités). Sourde comme un pot (suivant l'expression de la maman), mal développée, ronflant la nuit de manière à empêcher sa bonne de dormir ; elle présentait la déformation faciale classique, un catarrhe des voies lacrymales ; de plus, on craignait une hémorrhagie en faisant l'opération ; il était donc urgent d'intervenir. Le traitement par la résorcine fut décidé ; l'enfant vint *très irrégulièrement* pendant les mois de décembre (5 fois), janvier (3 fois), février (4 fois), mars (6 fois), avril (6 fois). *Je n'employais alors qu'une solution à 50 p. 100.*

L'amélioration fut continue, les symptômes disparurent presque complètement, et, pendant les six mois suivants, le développement fut très rapide ; depuis trois ans, la guérison s'est maintenue, l'enfant est devenue très forte.

Remarque curieuse : pendant tout le temps qu'elle passe à la campagne, la santé est parfaite, mais le catarrhe des voies lacrymales, bien que soigné successivement par deux oculistes, revient aussitôt que l'enfant rentre à Paris et disparaît de nouveau à la campagne.

17. — M. B. (**5 ans**). Guéri en douze fois ; rien de particulier (3° classe, p. 15).

18. — M. S. (**6 ans**). Un des premiers cas traités. Présentait les symptômes suivants : arrêt du développement (l'enfant paraissait à peine avoir 3 ans), surdité complète ; la mère refusait de laisser faire l'opération avant le retour de son mari qui faisait campagne au Tonkin ; cependant il me semblait urgent d'intervenir et je proposai le traitement par la résorcine, en affirmant l'innocuité que j'avais pu constater, mais ne promettant qu'une amélioration, j'employais alors une solution à 50 p. 100.

L'enfant vint d'abord douze fois en avril, puis il partit à la campagne : le mieux était manifeste ; ensuite il revint au mois de décembre, il avait beaucoup grandi, mais la surdité qui avait disparu était un peu revenue : cinq séances nouvelles le guérirent complètement.

19. — Mlle L. (**6 ans**). Ronflements, surdité presque complète, respiration par la bouche, l'enfant est triste et ne joue plus depuis longtemps ; pendant le traitement tous les symptômes disparaissent peu à peu et à la huitième application l'enfant est complètement guéri ; il est même trop turbulent, disent les parents.

20. — M. G. (**7 ans**). Les tumeurs adénoïdes ont donné naissance à un écoulement abondant des oreilles qui a produit la perforation des deux tympans : l'otorrhée est soignée directement : et les végétations par la méthode ordinaire.

21. — Mlle A. B. (**7 ans**). Rien de particulier (symptômes de la 3e classe).

22. — Mlle Y. L. (**7 ans 1/2**). Les suffocations qui se produisaient pendant la nuit ont complètement disparu.

23. — M. J. B. (**7 ans 1/2**). L'enfant grandit beaucoup après le traitement fini.

24. — M. M. G. (**7 ans 1/2**). Troubles de la respiration, ronflements. Guéri en 6 fois.

25. — Mlle A. W. (**8 ans**). Rien de particulier (3ᵉ classe, p. 15).

26. — M. J. (**8 ans**). Arrêt du développement; aspect rachitique : voûté; autres symptômes habituels; guéri en huit fois. Avant la fin du traitement le malade devient plus gai ; plus en train ; revu trois semaines après il commence à se développer et devient plus vigoureux.

27. — Mlle C. G. (**8 ans**). Le père et la mère, qui sont bien portants, ont eu quatre enfants, dont trois sont morts de méningite tuberculeuse.

La quatrième, âgée de huit ans, présente pendant la nuit des accès de suffocation, elle respire uniquement par la bouche ; l'ouïe est très dure, et l'oreille gauche coule assez abondamment. La malade présente une hypertrophie considérable des amygdales ; le pharynx est rempli de végétations adénoïdes.

On commence le traitement une fois par semaine avec la solution de résorcine à 100 p. 100, tous les symptômes disparaissent complètement et la malade est guérie six semaines après, aucune récidive depuis.

29. — Mlle B. D. (**8 ans 1/2**). Méningite à 3 ans. Guérie après six badigeonnages.

30. — M. C. D. (**8 ans 1/2**). Rien de particulier (3ᵉ classe, p. 15).

31. — M. M. (**8 ans 1/2**). Surdité intermittente; ronflements : guéri en huit fois.

32. — M. D. (**10 ans**). Végétations avec symptômes habituels; ronflements, écoulement de l'oreille droite, catarrhe des voies lacrymales; après cinq séances l'enfant est complètement guéri, non seulement des végétations mais encore des yeux et de l'oreille; et cependant les végétations seules ont été soignées.

33. — M. L. (**10 ans**). Surdité intermittente, ronflements : respiration par la bouche ; guéri en neuf fois.

34. — M. J. S. (**10 ans**). Rien de particulier. Le traitement suit la marche normale.

35. — M. L. (**11 ans**). Symptômes et signes habituels; surdité légère; le traitement commencé par moi est terminé avec succès par le médecin de la famille.

36. — M. H. B. (**12 ans**). Il était enfant de chœur, et sur le point d'abandonner sa place, car il était devenu presque complètement sourd; ses camarades l'avaient surnommé *Bâillou*, il restait toujours la bouche ouverte; il ronflait la nuit; le traitement est appliqué deux fois par semaine. Tous les symptômes disparaissent rapidement; il dort bien la nuit, entend parfaitement, et reste bien la bouche fermée; à la quatrième séance apparaît une pharyngite catarrhale, il est complètement guéri à la neuvième.

37. — M. X. (**12 ans**). Domestique. Surdité intermittente, bouche entr'ouverte; facies caractéristique, guéri en cinq fois, peut conserver sa place.

38. — Mlle T. M. (**12 ans 1/2**). Végétations; mais la surdité est due à un bouchon cérumineux qui est enlevé.

39. — Mlle F. (**12 ans 1/2**). Très sourde; paresse intellectuelle, ronflements la nuit; bouche entr'ouverte : guérie en sept fois.

40. — M. L. D. (**13 ans 1/2**). Les tumeurs adénoïdes sont accompagnées d'otorrhée, le traitement à la résorcine est institué, l'otorrhée est soignée directement.

41. — Mlle X. (**13 ans**) (symptômes de la 3e classe).

42. — Mlle Y. (**13 ans 1/2**). Ces deux observations ont été prises dans un pensionnat, et les études n'ont pas eu besoin d'être interrompues; la malade venait à l'infirmerie et retournait en classe immédiatement.

43. — M. S. (**13 ans 1/2**). Rien de particulier (3e classe, p. 15).

44. — M. R. D. (**14 ans**). Il est sourd et ronfle la nuit de manière à empêcher les voisins de dormir; il ne respire pas par le nez; le facies est caractéristique; c'est un type de tumeurs adénoïdes.

45. — M. J. C. (**14 ans**). Végétations et otite gauche; la surdité est telle que l'enfant mis au premier banc peut à peine entendre les paroles du professeur; après neuf fois l'écoulement s'arrète et l'ouïe revient.

46. — M. F. (**15 ans**). Enfant peu développé, en retard dans ses études; légèrement sourd; va beaucoup mieux à la sixième fois.

47. — Mlle M. (**15 ans**). Surdité, ronflements; guérie en huit fois.

48. — Mlle A. P. (**16 ans**). Autrefois hypertrophie des amygdales; actuellement végétations avec ronflements et surdité intermittente; guérie après six séances.

49. — Mlle L. P. (**16 ans**). Végétations peu développées; hypertrophie considérable des cornets; traitement ordinaire.

50. — Mlle A. (**17 ans**). Végétations peu développées; se plaint de surdité intermittente et de ronflements la nuit. Traitement ordinaire.

51. — Mlle O. (**19 ans**). Tissu lymphoïde disséminé, grosses amygdales, se plaint d'avoir facilement des angines. Le traitement à la résorcine fait disparaître la sensibilité de la gorge et les angines deviennent moins fréquentes.

52. — Mlle G. (**20 ans**). Quelques troubles de l'audition et de la respiration qui disparaissent par le traitement. Les tumeurs adénoïdes anciennes n'ont pas gêné le développement.

53. — M. H. H. (**21 ans**). Végétations adénoïdes anciennes non opérées; le développement s'est fait d'une façon normale; mais la bouche reste entr'ouverte, et la respiration par le nez est presque impossible. Après quatre séances la respiration devient plus facile.

54. — M. G. (**30 ans**). Écoulements d'oreilles; hypertrophie des amygdales. En 1887, le docteur X. fait des pointes de feu sans résultat; en octobre 1888 l'amygdale est coupée par le docteur Y.; pendant deux ans le malade s'est très bien porté, puis des amygdalites fréquentes ont recommencé : le traitement à la résorcine diminue de beaucoup leur fréquence.

55. — M. Z. (38 ans). Avait une hypertrophie énorme de l'a-
mygdale gauche : elle dépassait beaucoup la ligne médiane ; des
angines fréquentes empêchaient le malade de sortir ; comme il ne
veut entendre parler d'aucune opération, il se touche matin et soir
l'amygdale avec la solution de résorcine : la tonsille diminue
énormément de volume et les amygdalites disparaissent complètement, mais le malade a continué ce traitement lui-même pendant
plusieurs semaines.

Ces deux dernières observations sont intéressantes, parce qu'elles
montrent l'action de la résorcine sur les amygdales palatines ;
cette action est la même que sur l'amygdale pharyngée, mais elle
est plus lente, ce qui est dû aux inflammations nombreuses qu'ont
subies les tonsilles, et par conséquent à la transformation qui s'est
produite dans les tissus normaux.

§ 9. — CONCLUSIONS.

En résumé, dans le traitement des tumeurs adénoïdes, tous les caustiques qui avaient été employés jusqu'ici, entre autres l'acide chromique et le nitrate d'argent, avaient donné des résultats peu favorables : on en était réduit à faire l'opération.

La résorcine en solution concentrée fait disparaître tous les symptômes et la guérison n'a pas présenté de rechutes.

C'est un médicament absolument antiseptique, et sans danger pour la santé générale ; les badigeonnages ne présentent aucun inconvénient et le malade ne ressent aucune douleur : pendant le traitement, il vit de sa vie ordinaire. Il n'y a pas à prendre de précautions spéciales.

Parfois dès la seconde application tous les symptômes diminuent d'intensité et disparaissent bientôt complètement.

Le plus souvent, après la quatrième ou cinquième séance, on voit apparaître une pharyngite catarrhale qui n'est que passagère.

Nous ne prétendons pas que l'ablation des végétations adénoïdes par les pinces tranchantes ou par toute autre méthode ne doit plus être faite ; mais nous pensons que le traitement médical peut rendre de grands services, et depuis cinq ans nous n'avons jamais été forcés de faire l'opération.

Étant donné que la constitution histologique est la même pour tout le tissu lymphoïde pharyngien, il était naturel de traiter de la même façon l'hypertrophie des deux amygdales palatines; les résultats ont été les suivants :

A) Si les amygdales sont enflammées, l'application de la solution détermine une notable diminution de volume, ce qui procure un soulagement presque immédiat.

B) Chez les jeunes enfants, en touchant doucement matin et soir la surface des amygdales, on obtient une diminution de volume, continue mais très lente; et le malade devient beaucoup moins sujet aux angines, *ce qui est, somme toute, la chose importante.*

C) Chez les adultes deux cas se présentent : ou bien le malade refuse tout traitement chirurgical, ou bien la gorge est tellement sensible que la moindre pointe de feu détermine une réaction inflammatoire énorme (obs. 54 et 55); dans ce cas, le malade touche lui-même matin et soir chaque amygdale et en deux ou trois mois j'ai vu leur volume diminuer de moitié; ce temps excessivement long peut s'expliquer par les transformations qu'ont subies les amygdales souvent enflammées.

OUVRAGES DU MÊME AUTEUR

Anatomie descriptive du sympathique thoracique des oiseaux (Médaille de la Faculté de Paris).

Anatomie et histologie du sympathique des oiseaux.

Questions de physique, 2° édition (MASSON).

Memento d'histoire naturelle (MASSON).

Note sur un nouveau sphygmographe (récompensé par la Faculté de médecine).

Électricité médicale et galvanocaustie.

Utilité des injections de liqueur de VAN SWIETEN dans le tissu des tumeurs d'aspect cancéreux.

Stéthoscope à renforcement (récompensé par la Faculté de médecine).

Traitement de la diphtérie.

Traitement médical des tumeurs adénoïdes.

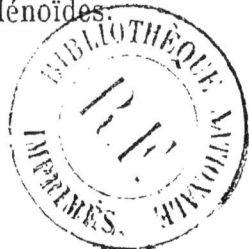

204-95. — CORBEIL. Imprimerie ÉD. CRÉTÉ.

www.ingramcontent.com/pod-product-compliance
Lightning Source LLC
Chambersburg PA
CBHW060501210326
41520CB00015B/4042